# LA RAGE

ET

# LE CHOLÉRA

TRAITEMENT

## PRÉSERVATIF ET CURATIF

PRÉCÉDÉ D'UN DIALOGUE

**ENTRE UN ALLOPATHE ET UN HOMŒOPATHE**

PAR

**Le Dr Achille HOFFMANN.**

**A PARIS**

CHEZ L'AUTEUR, RUE DE LA VICTOIRE (Prolongée), 88

ET

J.-J. BAILLIÈRE, LIBRAIRE, RUE HAUTEFEUILLE, 19.

Septembre 1852.

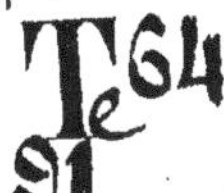

# LA RAGE

ET

# LE CHOLÉRA

# LA RAGE

ET

# LE CHOLÉRA

TRAITEMENT

## PRÉSERVATIF ET CURATIF

PRÉCÉDÉ D'UN DIALOGUE

ENTRE UN ALLOPATHE ET UN HOMŒOPATHE



PAR

Le Dr ACHILLE HOFFMANN.

A PARIS

CHEZ L'AUTEUR, RUE DE LA VICTOIRE (PROLONGÉE), 88

ET

J.-J. BAILLIÈRE, LIBRAIRE, RUE HAUTEFEUILLE, 19.

SEPTEMBRE 1852.

# DIALOGUE

ENTRE

## UN MÉDECIN DE L'ANCIENNE ÉCOLE

ET

## UN DISCIPLE D'HAHNEMANN

L'ALLOPATHE. — Vous m'avez promis, mon cher confrère, de lever tous mes doutes sur la science que vous professez ; je serais heureux de partager votre conviction, car, exercer la médecine quand on n'y croit pas, c'est un vrai supplice ! Désillusionné, dès mes débuts dans la pratique, sur les promesses fallacieuses de l'école, j'éprouvai revers sur revers : ma modestie me porta longtemps à n'attribuer tous ces échecs qu'à mon inexpérience ; mais, dans les cas graves, quand je croyais prudent de recourir à des lumières supérieures aux miennes, il ne m'est point arrivé de rencontrer, chez nos sommités médicales, les ressources que j'en attendais. Je suis venu à ce degré de découragement, que je ne demande le concours de nos savants professeurs, que pour mettre ma responsabilité à l'abri, au moyen d'une consultation. Dans cette triste disposition d'esprit, que ma femme ou mes enfants tombent sérieusement malades, je ne sais plus à quel saint me vouer : semblable au célèbre anatomiste Vic-d'Azire, qui n'osait faire une prescription à un malade, dans la crainte de causer sa mort, j'aime mieux abandonner ces êtres chéris à la nature, que d'employer des remèdes qui me semblent plus dangereux que le mal. Quelles étaient vos idées sur l'ancienne médecine quand vous l'exerciez ?

L'HOMOEOPATHE. — J'étais sur les bancs de l'école pendant que

Broussais florissait ; cet homme, d'une éloquence persuasive, entraînait à sa suite des milliers d'élèves et de jeunes médecins qui, sur la parole du maître, croyaient que la science médicale résidait uniquement dans la saignée et les sangsues. Ce système avait cela de séduisant, qu'en le suivant à la lettre, on était censé exercer la médecine, sans qu'il fût nécessaire de se fatiguer la tête à étudier. Ce qu'on appelle l'art de guérir, me disais-je, n'est en quelque sorte qu'une mode à laquelle la tourbe routinière ne manque pas de se plier. Autrefois, les émissions sanguines ont déjà été en faveur ; les purgatifs et les vomitifs les ont remplacées pendant longtemps ; l'opium sous toutes les formes a régné à son tour ; les moyens extérieurs : cautères, sétons, vésicatoires, moxas, ventouses, synapismes etc., ont longtemps supplicié les malades ; et si, de nos jours, la lancette et les sangsues sont de nouveau tombées en discrédit, c'est parce que les abus de cette pernicieuse médication ont été impitoyablement signalés par les homœopathes. Aujourd'hui, deux substances médicinales se partagent presque toutes les prescriptions de nos illustres académiciens ; ils les conseillent partout, à tous et pour tout : il est vrai qu'elles sont d'une saveur fort agréables : ce sont *l'huile de foie de morue* et l'*Iodure de potassium.* En voyant ainsi continuellement tourner la roue médicale, j'ai toujours pensé que les règles de ce jeu de hasard n'étaient point encore bien arrêtées, et que chacun, suivant son instinct, pouvait s'en écarter librement. Aussi, pendant mes six années de pratique allopathique, ai-je cherché et pris dans chaque système ce qui me paraissait le moins mauvais, m'en rapportant, le plus souvent que je pouvais, aux bons soins de la nature.

Enfin, l'homœopathie parut ; je l'ai consciencieusement étudiée, et je reconnais maintenant qu'il existe un art de guérir. Comme nous avons une ample matière à traiter, veuillez faire trêve aux digressions qui nous entraîneraient trop loin.

L'Allopathe. — Je serais fort curieux d'avoir quelques renseignements biographiques sur Hahnemann, le fondateur de votre nouvelle médecine ; était-ce réellement un homme remarquable ?

L'Homœopathe. —Vous n'avez donc jamais examiné son crâne ? Levez les yeux ; voici son buste devant lequel tout médecin doit respectueusement s'incliner, car lui seul nous a révélé la science médicale. Qu'étions-nous, en effet, avant sa venue, nous tous qui pouvons tant maintenant pour le soulagement de l'humanité? Ce vaste front et ces yeux pleins de feu indiquent suffisamment son génie; cependant, pour vous satisfaire, je vais citer quelques passages de la vie si bien remplie du grand médecin.

Samuel Hahnemann naquit en 1755, à Meissen, petite ville de la Saxe. Dès sa plus tendre enfance, il se fit remarquer par son caractère grave et studieux, son esprit judicieux et observateur. A dix-neuf ans, il quitta Meissen pour se rendre à Leipsig où il commença l'étude de la médecine. Dénué de toute ressource, il se mit à traduire en allemand les ouvrages français et anglais, et dès lors, pour suffire au double travail de ses études médicales et des traductions qui le faisaient vivre, il prit l'habitude, qu'il conserva une partie de sa vie, de ne dormir qu'une seule nuit sur deux.

Ce fut le 10 août 1779 qu'il soutint publiquement, à Erlangen, sa thèse inaugurale, sous le titre de : *Considérations étiologiques et thérapeutiques sur les affections spasmodiques.* En 1789, il revint à Leipsig, théâtre de sa première détresse; mais Hahnemann n'était plus l'étudiant misérable d'autrefois. Les succès de sa pratique lui avaient acquis une nombreuse clientèle, et il s'était déjà rendu célèbre par ses vastes connaissances en minéralogie et surtout en chimie où il fit plusieurs découvertes importantes. En 1791, ses travaux, sa réputation de savant lui firent conférer le titre de membre de la Société économique de Leipsig, et, dans la même année, celui de membre de l'Académie des sciences de Mayence.

Le cœur et le génie d'Hahnemann se peignent tout entiers dans une lettre qu'il adressait en 1808 au savant Hufeland, son ami; c'est le récit de cette phase importante de sa vie et des pensées qui préparèrent la découverte de l'homœopathie... « Mais j'eus » bientôt des enfants; des maladies graves vinrent fondre sur ces » êtres chéris qui étaient ma chair et mon sang. Où trouver des » secours certains? disait en soupirant le père accablé des plaintes » et des douleurs de ses enfants. Partout autour de lui ténèbres » et désert!... Huit années de pratique exercée avec la plus scru- » puleuse attention, m'avaient déjà fait connaître le néant des mé- » thodes curatives ordinaires. Je ne savais que trop, par ma triste

» expérience, ce qu'on devait attendre des préceptes de *Sydenham*, de *Boerrhaave*, etc... Cependant, peut-être est-il dans la » nature même de la médecine, comme l'ont déjà dit plusieurs » grands hommes, de ne pouvoir s'élever à un plus haut degré de » certitude. Blasphème ! idée honteuse ! m'écriai-je en me frappant » le front. Quoi ! la souveraine et paternelle bonté de celui que » nul nom ne pourrait désigner d'une manière digne de lui, qui » pourvoit largement aux besoins même des animalcules invisibles, » qui répand avec profusion la vie et le bien-être dans toute la » création, n'aurait pas permis au génie de l'homme, la plus ché- » rie de ses créatures, de trouver une manière sûre et facile d'en- » visager les maladies dans leur point de vue, et d'interroger les » médicaments pour arriver à savoir dans quel cas chacun d'eux » peut fournir un secours réel et assuré ! J'aurais renoncé à tous » les systèmes du monde, plutôt que d'admettre un tel blasphème. » Non, il y a un Dieu qui est la bonté, la sagesse même ; il doit y » avoir aussi un moyen créé par lui de guérir les maladies avec » certitude. Mais pourquoi ce moyen n'a-t-il pas été trouvé, depuis » vingt siècles qu'il y a des hommes qui se disent médecins ? C'est » parce qu'il était trop près de nous et trop facile ; parce qu'il ne » fallait pour y arriver ni brillants sophismes, ni séduisantes hypo- » thèses. Bien ! me dis-je, je chercherai tout près de moi, où il » doit être, ce moyen auquel personne n'a songé, parce qu'il était » trop simple. »

Dans cette persuasion profondément religieuse, Hahnemann se mit à la recherche de la loi thérapeutique dont l'existence lui était philosophiquement démontrée. « Et voici, dit-il, de quelle » manière je m'engageai dans cette voie nouvelle : Tu dois, pen- » sai-je, observer la manière dont les médicaments agissent dans » le corps de l'homme quand il se trouve dans l'assiette tranquille » de la santé. Les changements qu'ils déterminent alors n'ont pas » lieu en vain, et doivent certainement signifier quelque chose, » car, sans cela, pourquoi s'opéreraient-ils ? Peut-être est-ce là la » seule langue dans laquelle ils puissent exprimer à l'observateur » le but de leur existence, etc. » Cette idée, si simple en apparence, d'interroger les médicaments dans leur action sur l'homme en santé pour en déduire leur application aux maladies, nul ne l'avait eue avant lui; elle fut le germe de l'homœopathie. Qu'il nous soit permis de dire quelles circonstances fortuites vinrent la féconder. Cette évolution de l'homœopathie est une page de la vie du célèbre réformateur qu'on ne saurait retrancher de son histoire. Comme Hahnemann traduisait la matière médicale de *Cullen*, à l'endroit du quinquina, il fut frappé des nombreuses hypothèses par lesquelles on avait cherché à expliquer son action fébrifuge. Il saisit cette occasion de rechercher, dans les effets des médicaments sur l'homme sain, l'explication et l'indication de leurs vertus curatives; et, dans ce but, il s'administra pendant plusieurs jours de fortes doses de quinquina. Il ne tarda pas à éprouver, entre autres symptômes remarquables, un état fébrile intermittent très analogue à celui que guérit ce médicament. Cette expérience, renouvelée sur lui et sur quelques personnes dévouées, ne lui permit plus de douter que cette substance ne guérît certaines fièvres intermittentes, précisément parce qu'elle avait la propriété de produire des symptômes semblables. Il fit de pareilles expériences avec le *mercure*, la *belladone*, la *digitale*, la *coque du Levant*, etc., et reconnut que chacun de ces médicaments développait chez lui et chez les sujets soumis à ses observations, des symptômes nombreux, parmi lesquels se retrouvaient tous ceux qui caractérisent les affections contre lesquelles ils sont efficaces. Ce fut alors seulement qu'il se crut en droit de généraliser la proposition que ses recherches sur le quinquina lui avaient fait entrevoir, et qu'il posa comme une loi générale et constante son fameux principe : *Similia similibus curantur*, les semblables sont guéris par les semblables. Dès lors, pour étudier les médicaments d'après la nouvelle méthode, il continua sur lui-même, pendant *quarante années*, une série de pénibles expérimentations, s'imposant toutes les privations d'un austère régime, de continuelles souffrances et souvent même des maladies assez graves pour compromettre sa vie.

L'Allopathe. Ces détails pleins d'intérêt prouvent évidemment qu'Hahnemann était un homme de génie et de conscience; son incroyable ténacité dans le travail n'a pu trouver sa source que dans une intime conviction du service qu'il rendait à l'humanité. Quels sont les ouvrages d'Hahnemann qu'il faut lire pour bien apprécier l'homœopathie?

L'Homoeopathe. —Les gens du monde qui veulent avoir des idées bien arrêtées sur la médecine ordinaire et sur l'homœopathie se procureront seulement *l'Organon de l'Art de guérir*, un volume in-8. Hahnemann, dans cet ouvrage immortel, après une admirable critique de l'ancienne médecine, procède au développement méthodique des principes de la nouvelle doctrine, avec une clarté et une puissance de logique que ses adversaires eux-mêmes admirent. Les médecins, pour se mettre en état de pratiquer, étudieront aussi le savant traité des *Maladies chroniques*, en deux volumes in-8°, contenant l'exposé de leurs causes et de leur traitement, découverte qui est, aux yeux des homœopathes, la plus importante après celle de la loi des semblables. Enfin, la *Matière médicale pure*, en 3 volumes in-8°. Cette œuvre immense et accomplie avec tant de dévouement et de conscience demeurera, quelles que soient les doctrines qui triomphent, comme le plus important édifice qu'on éleva jamais à la matière médicale. Il y a de plus un grand nombre d'ouvrages de divers auteurs, sur l'homœopathie, qui sont fort utiles à ceux qui veulent exercer.

L'Allopathe. — Avant que vous m'expliquiez comment vos doses si faibles peuvent avoir de l'action sur les maladies, je désirerais savoir comment, dans votre médecine, quand on prescrit un quadrillonnième de grain d'une substance quelconque, on est sûr de ne donner que cette dose précise ? Nos moyens de diviser la matière sont si imparfaits dans la pharmacie ordinaire, que je n'entrevois pas cette possibilité.

L'Homoeopathe. — Le procédé qu'inventa Hahnemann pour arriver à ce résultat est fort ingénieux et parfaitement sûr : On pulvérise un grain de la substance solide qu'on veut préparer homœopathiquement, on y ajoute 99 grains de sucre de lait, qu'on peut regarder comme inerte ; ce mélange est soumis à une trituration et à une percution convenues; un grain qu'on en sépare ne contient plus qu'*un centième* de grain du médicament qu'on voulait diviser.

On ajoute 99 grains de sucre de lait au seul grain qu'on a réservé de la première préparation ; on recommence la trituration et la percution ; un grain pesant de ce nouveau mélange ne contient plus qu'un dix-millième du médicament.

Une troisième préparation, conduite de même, ne donne plus pour un grain qu'un millionnième de la substance atténuée... Ainsi de suite.

Quand Hahnemann veut mener très loin l'atténuation d'un médicament, il fait dissoudre un grain de la susdite poudre dans 50 gouttes d'eau distillée et 50 gouttes d'alcohol pur, il secoue, puis il prend une goutte de cette solution et la verse dans 99 gouttes d'alcohol rectifié, opération qu'il renouvelle jusqu'à ce que le médicament ait atteint la dilution où son expérience a constaté que la guérison peut s'opérer sans aggravation redoutable. C'est dans cette teinture que sont imbibés les globules de sucre de lait; ils y restent 24 heures sans fondre, parce que le sucre n'est point soluble dans l'alcohol, après quoi on les fait sécher sur un papier et on les renferme dans des flacons bien bouchés.

Le même procédé est employé pour les médicaments liquides et les sucs de plantes, dont une goutte mêlée avec 99 gouttes d'alcohol forme le centième; ainsi de suite, comme ci-dessus.

Quelques onces d'alcohol suffisent pour amener un médicament à la plus haute dilution, qui est la trentième, ce qui n'a pas empêché nos détracteurs d'affirmer que *les mers de tout le globe, changées en alcohol, ne suffiraient point pour préparer nos dernières dilutions.*

L'Allopathe. — Ce procédé, d'une exactitude mathématique, paraît si simple et si naturel quand on le connaît, qu'on est surpris de ne pas y avoir songé tout d'abord..... Bien des motifs sont mis en avant par vos adversaires pour éloigner les malades de vous; quand ils ont affaire à des personnes pusillanimes et crédules, ils conviendront que *vous réussissez quelquefois, mais que, si par malheur vous vous trompez, vous tuez immédiatement le malade*; à d'autres ils disent : *leurs guérisons ne sont que momentanées, et ceux qui sont censés rétablis vivent rarement au-delà de l'année*; ont-ils à détourner un esprit inaccessible à la peur : *vos globules ne sont plus que de la mie de pain, ils en prendraient, sans hésiter, plein leur chapeau.* Selon eux, *les homœopathes n'agissent que par le régime et en frappant l'imagination de leurs clients.* L'ensemble de ces petits moyens n'est pas à dédaigner, et, s'ils ne suffisent pas, ils font tonner contre vous leur grosse artillerie, qui manque rarement son effet, ils s'appesantissent sur *l'inconcevable exiguïté de vos doses* sur lesquelles chacun fait chorus avec eux... Pourquoi n'avez-vous pas donné plus de volume à vos médicaments? c'était chose facile, au moins, les habitudes du public n'auraient point été heurtées comme par vos atômes.

L'HOMOEOPATHE. — Je comprends l'acharnement des médecins contre nos globules médicinaux; ce mode de traitement est tellement facile, tellement agréable en comparaison des breuvages exécrables prescrits par eux, qu'ils n'ont pas trop de tous leurs efforts pour les ridiculiser et en détourner ceux qui souffrent. En effet, quel n'est point le désespoir d'une mère quand son enfant ne peut prendre une potion détestable à laquelle elle attache une idée de salut? que de larmes, que de promesses, que de suppliques inutiles! Le petit malade se décide-t-il enfin à un effort inespéré, l'odeur et la saveur nauséabondes soulèvent l'estomac qui repousse tout par le vomissement. Dans les *angines*, dans le *croup*, dans certaines *affections cérébrales* que les cris aggravent d'une manière effrayante, les sangsues, les vésicatoires, les sinapismes si usités en pareilles circonstances, mettent ces faibles natures en fureur à cause des vives douleurs qu'ils occasionnent. Au lieu de cette triste médication, deux de nos globules placés sur la langue du patient, lui paraissent d'une saveur agréable, sont reçus par conséquent sans cris, sans combat, et de plus agissent dans tous les cas sans exception avec une promptitude et une sûreté bien supérieures, car chacun de nos médicaments est un spécifique assuré dont l'action se porte directement sur l'organe malade et le guérit en peu de temps.

L'ALLOPATHE. — Je vous arrête à ce passage, qui me rappelle une amusante plaisanterie d'un de mes confrères, par conséquent de vos ennemis, qui disait, pour combattre votre prétention à des remèdes spécifiques : « Ils sont charmants, les homœopathes ; » pour eux, l'estomac est un vrai bureau de poste, ils y envoient » leurs médicaments, et de suite la distribution se fait à domicile : » l'un va à l'œil, l'autre au foie, celui-ci à la vessie, celui-là à l'o- » reille... » Puis de rire et de faire rire aux éclats.

L'HOMOEOPATHE. — Cette facétie est sans doute fort spirituelle et divertissante, mais il est facile de la tourner contre son auteur, je vais le battre avec ses propres armes ; veuillez répondre pour lui. Quel est l'effet de l'*Ipecacuanha* envoyé à l'estomac qui va aussi être votre bureau de poste ?

L'Allopathe. — Il détermine des vomissements.

L'Homoeopathe. — Pourquoi cela ?

L'Allopathe. — Je ne sais ; mais je serais tenté de dire avec Molière : *Quia in eo virtus vomitiva.*

L'Homoeopathe. — Soit, mais cela équivaut à cette réponse : *parce que telle est son action spécifique* ; l'ipécacuanha, chez tout le monde, détermine donc des vomissements s'il est donné en quantité suffisante.

Quel effet produit la *teinture de cantharides* ingérée dans l'estomac ?

L'Allopathe. — Elle rend les urines sanguinolentes et donne lieu à une véritable hémorrhagie de la vessie.

L'Homoeopathe. — Sur quel organe agit l'*extrait de belladone* envoyé toujours au même point ?

L'Allopathe. — Sur le cerveau qu'il congestionne et sur l'œil dont il dilate fortement la pupille.

L'Homoeopathe. — Quels sont les effets du *jalap* ayant aussi le même point de départ ?

L'Allopathe. — Il cause des évacuations séreuses abondantes provenant de l'intestin grêle, c'est-à-dire de la partie supérieure du canal intestinal.

L'Homoeopathe. — L'*extrait d'aloès* produit-il un effet semblable ?

L'Allopathe. — Non, son action se porte cinquante pieds plus bas, il irrite fortement le gros intestin près de l'anus, procure des évacuations épaisses, et ne tarde pas à déterminer des hémorroïdes si l'on en continue l'usage pendant quelques jours.

L'Homoeopathe. — Si, de votre aveu, l'estomac remplit dans les cinq cas ci-dessus les fonctions de bureau de poste, en envoyant constamment au même point le médicament qui lui est adressé, votre confrère ne peut plus nier nos spécifiques, ni se prévaloir de son ignorance s'il n'en connaît que quelques-uns quand nous en possédons plus de deux cents... Mais revenons à nos atomes homœopathiques, dont vous m'avez éloigné par la citation de ce facétieux allopathe.

Je parlais de l'action spécifique de chacun de nos remèdes, qui est si positive, qu'on aurait dû nommer la nouvelle doctrine médicale, *la médecine des spécifiques;* on aurait ainsi évité un nom scientifique, incompris de tous ceux qui ne savent pas le grec, et coupé court à bien des controverses. Les doses homœopathiques semblent étranges, me dites-vous; mais c'est uniquement par comparaison, parce qu'on est habitué depuis sa naissance aux doses énormes données par les médecins ordinaires. Or, les allopathes guérissent-ils avec leurs masses de drogues? Tout le monde sait le contraire; le point de comparaison est donc vicieux et nullement logique. De plus, si l'on tient compte de l'excessive exiguité des agents qui nous rendent malades, on verra que les remèdes des homœopathes, par la ténuité même qu'on leur reproche, semblent bien plus en rapport avec la nature de ces derniers que ces préparations grossières vulgairement opposées aux maladies. En effet, combien pèse la molécule qui, dans l'air, apporte le *choléra*, la *peste*, la *fièvre jaune* ou autres maladies contagieuses, telles que *rougeole, variole, scarlatine, etc.?* Si nous parlons des *virus* qui pénètrent en nous par absorption, la quantité nécessaire pour infecter toute l'économie est nulle comme volume ou comme poids. Quand il est prouvé qu'un grain de *musc* déposé dans une vaste chambre suffit pour donner des convulsions à des femmes nerveuses, et, qu'au bout d'un an, ces émanations si pénétrantes et si actives n'ont pas diminué son poids d'une manière appréciable; on ne devrait plus être surpris de la possibilité d'action des remèdes homœopathiques.

D'ailleurs, quoi de plus entêté qu'un fait? Nous ne sommes plus à nos débuts dans la pratique; voici vingt ans que Paris a le bonheur de posséder des homœopathes, et depuis ce temps, nous n'avons jamais été encouragés ni soutenus par aucune personne influente. Certes, le zèle coalisé de nos confrères de l'Ecole et de l'Académie de médecine ne s'est jamais ralenti contre nous, et si nous florissons aujourd'hui, il y a plus de notre faute que de la leur. En 1833, tout était contre nous. L'empire de l'habitude maintenait nos adversaires dans leur clientèle, où ils nous représentaient comme de vils charlatans contre lesquels ils faisaient jouer habilement l'arme puissante du ridicule. Au milieu de toutes ces difficultés, nous n'avons pu créer notre réputation que par des cures ; et sur quels malades avons-nous *exclusivement* opéré pendant longtemps ? Sur des personnes déclarées incurables et abandonnées comme telles par leurs médecins ; c'est dans ces cas seulement qu'on voulait essayer de nous pendant les premières années de notre pratique.

J'ajouterai pour terminer la défense des petites doses homœopathiques, que leur exiguité, en opposition avec les habitudes des malades, étant capable de repoussser au lieu d'attirer, nous n'aurions pas manqué de leur donner plus de volume si nous avions pu le faire sans inconvénient pour nos clients.

L'Allopathe. — Satisfait de la manière dont vous défendez votre doctrine, je suis tout disposé à adopter les idées homœopathiques ; cependant, je dois avouer qu'il est certains cas de la pratique où une saignée me semble indispensable. Dans une fluxion de poitrine par exemple : quand le malade dévoré par une fièvre ardente est sur le point d'étouffer parce que le sang ne peut plus pénétrer dans le poumon qui en est déjà gorgé ; quand l'expectoration est sanguinolente ou même est de sang pur, comment laisser la lancette dans son étui et ne donner au moribond que des globules? il faut avoir une foi bien vive ! Chez une personne frappée d'apoplexie, lorsque je verrai la face fortement colorée, les yeux remplis de sang, la langue immédiatement paralysée ainsi que tout un côté du corps ; en présence d'un péril si grave, pourrai-je jamais me décider à rester l'arme au bras, à tout attendre d'un atome médicinal ?

L'Homœopathe. — Si le premier vous deviez vous lancer dans le traitement homœopathique dont l'exiguité des moyens vous étonne, je comprendrais votre hésitation ; mais quand vous avez entendu citer tant de cures de fluxions de poitrine ou d'apoplexie, opérées à Paris par les disciples d'Hahnemann, comment songez-vous encore à la saignée? Quand un homœopathe, homme de conscience, vous affirme que depuis vingt ans, il n'a pas une seule fois fait une saignée, ni prescrit une application de sangsues : quand il est de notoriété publique, que, par l'homœopathie pure il triomphe des deux sus-dites affections, beaucoup plus vite et plus sûrement qu'on ne le peut par les moyens ordinaires, vous devriez agir de confiance. Mais discutons la question : Un commissionnaire dans la force de l'âge, jouissant de la meilleure santé, scie du bois en plein soleil, il descend ensuite dans une cave fraîche pour le ranger ; la transpiration qui était fort abondante est brusquement arrêtée. En remontant, il éprouve un petit frisson ; dans la nuit il tousse, la fièvre s'allume, la respiration devient gênée, le point de côté se manifeste, il crie quand il respire et surtout quand il tousse, l'expectoration se charge de sang, cet homme est atteint d'une fluxion de poitrine. Il y a à peine quarante-huit heures, cet individu n'avait point une goutte de sang de trop ; il n'éprouvait aucune gène dans ses fonctions, sa tête était fraîche, sa respiration libre, sa température normale, comment actuellement et en si peu de temps, aurait-il de pleines cuvettes de sang à tirer ? Sans doute, quand on n'en savait pas davantage, on était obligé de le saigner, et même un grand nombre de fois, ce qui amenait, dans les cas de succès, une convalescence fort longue et un affaiblissement déplorable surtout pour un homme qui a besoin de travailler ; mais maintenant, grâce à Hahnemann, la médecine, si longtemps stationnaire s'est élancée en avant ; il n'est plus nécessaire, pour empêcher un malade de mourir, de lui enlever le principe vital ; et comment s'opère ce miracle ? rien de plus simple : quelques globules d'*aconit* dissouts dans un verre d'eau que l'on donne par cuillerée dans le cours d'une journée, suffisent pour enlever la fièvre et la chaleur. La circulation rentre dans son calme habituel, le sang est poussé plus doucement vers le poumon qui se débarrasse peu à peu de celui qui l'accablait. Quelques jours à peine sont consacrés à combattre, par d'autres médicaments, les symptômes qui peuvent encore persister ; le malade est autorisé à manger dès le second ou le troisième jour, et reprend ses occupations ordinaires, du quatrième au sixième, sans aucune convalescence.

Un mot sur l'apoplexie. — Je sais que les médecins de l'ancienne école usent et abusent de la saignée dans cette redoutable affection ; mais combien sauvent-ils de malades ? Souvent l'apoplexie survient pendant une digestion difficile chez un vieillard qui mange trop ; c'est le tuer si on le saigne. Il est d'observation que plus un individu est saigné, plus il a besoin de l'être ; les attaques ne peuvent donc que se rapprocher beaucoup, et la mort n'est pas loin. Combien de personnes, disposées à l'apoplexie, sont tuées par les saignées répétées qui appauvrissent le sang et déterminent des épanchements séreux dans le cerveau. L'expérience prouve que la saignée est constamment mortelle dans l'apoplexie séreuse. Beaucoup de graves auteurs ont admis des apoplexies nerveuses ; combien les affections du système nerveux ne sont-elles point aggravées par les émissions sanguines ? Dans les cas fort rares où le malade éprouve un soulagement notable de la saignée, nos moyens sont beaucoup plus efficaces, et après leur emploi la paralysie cesse en peu de jours, tandis qu'elle devient incurable à la suite des saignées. L'homœopathie seule guérit l'*apoplexie séreuse* si commune chez les vieillards. Les routiniers l'attaquent sans hésiter par la saignée, aussi perdent-ils en cette occasion tous leurs malades, ce dont j'ai été témoin plusieurs fois. Quand une personne de bonne santé, d'ailleurs, est tourmentée par le sang, qu'elle se garde de se faire saigner, car l'homœopathie la soulagera d'une manière plus sûre et plus durable. Enfin, mon cher confrère, pour lever tous vos doutes, j'affirme qu'il n'est point un seul cas de maladie aigue, j'y comprends par conséquent la *terrible péritonite puerpérale*, qui ne cède à nos médicaments quand on nous appelle au début de la maladie. Souvent même, j'ai arraché à la mort des malades que plusieurs médecins avaient condamnés, et qui semblaient à peine avoir quelques heures à vivre.

L'Allopathe. — Je vous remercie mille fois, mon cher confrère, de m'avoir ouvert les yeux sur la *seule vraie médecine* ; dès ce jour, je m'arrache pour jamais aux incertitudes désespérantes de l'ancienne. Qu'ils sont coupables envers l'humanité, ceux que l'autorité a chargés de veiller aux progrès de l'art de guérir, et qui réunissent tous leurs efforts pour maintenir l'obscurantisme médical ! Ils se cramponnent à leur vieille pratique, malgré l'insuffisance qu'ils lui reconnaissent et qui, si souvent, les laisse en humiliation devant des affections que je vous ai vu facilement guérir par l'homœopathie. Qu'ils doivent souffrir, ces grands médecins dont l'orgueil égale l'impuissance, d'être souvent réduits à dire à leurs malades : « Il n'y a rien à faire, c'est nerveux; » ou bien : « C'est rhumatismal, c'est goutteux ; il faut vivre avec votre ennemi. » Quel bonheur pour eux, quand ils ne savent plus que prescrire, de trouver la ressource des eaux, où ils ne manquent pas d'envoyer leurs riches clients..... Encore un peu de temps, et j'aurai fait assez de progrès pour me soustraire à tous ces déboires.

L'Homoeopathe. — Je ne suis pas injuste envers mes adversaires ; je ne nie point que de tous leurs agents barbares ou révoltants, il ne soit souvent sorti un soulagement à certains maux et même des guérisons ; mais, si de tels moyens peuvent être regardés comme faisant partie de la médecine, ils portent réellement le cachet de l'enfance de l'art. Quand toutes les sciences marchent au progrès d'un pas rapide, pourquoi celle qui préside à la vie des hommes aurait-elle le triste privilége de demeurer stationnaire ? Heureusement il n'en est point ainsi ! On avait admiré sous Louis XIV et jusqu'à la fin de l'Empire, cette immense machine de Marly qui faisait monter l'eau de la Seine à Versailles ; elle occupait plus d'une demi-lieue sur l'un des bras de ce fleuve qu'on lui avait consacré ; on entendait à une grande distance le bruit et le craquement de ses énormes roues : une forêt entière avait passé dans sa construction, et l'entretien en était des plus dispendieux. Le temps l'a dévorée et, de nos jours, elle a été remplacée par une petite machine à vapeur qui remplit bien mieux le même but, occupe fort peu de place, et ne fait presque aucun bruit. Ces deux machines si différentes prouvent les progrès de la mécanique, comme les moyens de l'homœopathie comparés à ceux de l'allopathie signalent les progrès immenses qu'Hahnemann a fait faire à l'art de guérir.

# TRAITEMENT HOMŒOPATHIQUE

DE

# LA RAGE

Les symptômes morbides que développe la rage n'étant point les mêmes chez tous les sujets, il est impossible qu'un seul spécifique soit applicable à tous les cas. Voici la liste des médicaments homœopathiques qui fournissent le plus de symptômes en rapport avec la totalité de ceux produits par le virus que nous avons à combattre. Je les ai rangés par ordre alphabétique, sans tenir compte du plus ou moins de valeur qu'il faut attribuer à chacun d'eux, car tous ont un mérite réel suivant les circonstances. Ces spécifiques sont : 1° *aconitum*, 2° *belladona*, 3° *camphora*. 4° *cantharides*, 5° *cuprum metallicum*, 6° *hyosciamus niger*, 7° *lachesis*, 8° *stramonium*.

Ces médicaments doivent être élevés à la 30ᵉ dilution, sous forme de globules. Il faut aussi un petit flacon de *teinture mère de stramonium* préparée suivant les règles de l'homœopathie. On pourra se procurer ces diverses substances dans les pharmacies spéciales d'homœopathie. Pour être en mesure d'appliquer, en temps convenable, le traitement, on devra se pourvoir d'avance. Toutes ces préparations, quand elles sont bien bouchées, se conservent indéfiniment.

TABLEAU DES SYMPTÔMES MORBIDES PRODUITS CHEZ L'HOMME SAIN PAR CHACUNE DES SUBSTANCES INDIQUÉES CONTRE L'HYDROPHOBIE.

## N° 1. ACONITUM.

Ce médicament supplée aux bons effets de la saignée sans en avoir les inconvénients ; il modifie puissamment la circulation ; il est aussi spécifique contre les suites funestes de la peur ; voici les symptômes morbides qu'il met à notre disposition :

PEAU. — Sèche et brûlante, chaleur avec soif extrême, précédée quelquefois de frisson avec tremblement. Chaleur principalement au visage et à la tête. Pouls dur, fréquent, accéléré. Froid par tout le corps avec chaleur interne.

MORAL. — Grande agitation, exaspération inconsolable, crainte d'une mort prochaine, misanthropie, humeur querelleuse, peur de spectres, dispositions à s'enfuir de son lit.

TÊTE. — Congestion du sang à la tête, secousses, élancements, battements de tête, mal de tête qui peut être accompagné d'envie de vomir et de vomissements.

YEUX. — Rouges, enflammés, regard fixe, crainte de la lumière.

BOUCHE. — Grande sécheresse, fourmillement, douleur.

GORGE. — Grattement, fourmillement dans la gorge en avalant, sensation de contraction dans la gorge.

LARYNX. — Sensation d'engourdissement dans la trachée, toux courte et sèche avec resserrement du larynx.

POITRINE. — Respiration courte, pénible, gémissante, accès de suffocation ; battements de cœur avec grande anxiété et lassitude des membres.

TRONC. — Douleur de meurtrissure à la nuque, au dos et aux reins, raideur des mêmes parties et faiblesse.

MEMBRES. — Douleurs de meurtrissure, faiblesse, engourdissement des bras, fourmillement aux doigts, tiraillements, faiblesse paralytique des pieds.

*Nota.* — L'action de l'aconit dure huit à dix heures ; la dose est de deux globules.

## N° 2. BELLADONE.

SYMPTÔMES GÉNÉRAUX. — Crampes, spasmes, mouvements convulsifs avec cris, perte de connaissance, accès d'immobilité et de raideur spasmodique du corps ou de quelque membre, gonflement des veines, bouffissure et rougeur du visage ; accès de tétanos, même avec renversements de la tête ; chute des forces, paralysie, fourmillements dans les membres.

SOMMEIL. — Envie de dormir continuelle avec bâillements, insomnie nocturne ; en dormant, sursauts fréquents, gémissements, cris, tressaillements des membres, paroles, délire et rêves continuels, terribles, effrayants ; en fermant les yeux pour s'endormir, visions effrayantes ; en s'éveillant, mal à la tête et aggravation des souffrances.

FIÈVRE. — Froid de tout le corps avec pâleur du visage, frissons partiels surtout au dos ou à l'estomac, accès fébrile, le frisson alternant avec la chaleur ; par moments, chaleur brûlante, rougeur de la face, sueur abondante, la nuit ou le matin.

MORAL. — Mélancolie, découragement, mauvaise humeur, disposition à se fâcher, fureur et rage avec envie de frapper, de cracher, de mordre, de tout déchirer, quelquefois avec grondement, aboiements comme ceux d'un chien ; démence jusqu'à ne plus reconnaître les siens.

TÊTE. — Embarras, tournoiement, vertige avec angoisses, stupeur, battements violents dans la tête, sueur copieuse dans les cheveux, renversements de la tête en arrière, ou son vacillement sur l'oreiller.

YEUX. — Douleur de pression sur les yeux, les orbites et jusque dans la tête ; regard fixe, furieux ou incertain ; spasmes violents ou convulsifs des yeux, vue trouble ou obscurcie, pupilles dilatées.

BOUCHE. — Serrement convulsif des machoires, grande sécheresse, quelquefois écume rougeâtre ; sensation de froid et torpeur d'engourdissement à la langue ; parole difficile.

GORGE. — Inflammation et gonflement de la gorge ; impossibilité d'avaler les liquides, qui ressortent par le nez ; sensation de rétrécissement, étranglement, constriction spasmodique dans la gorge ; faiblesse paralytique qui empêche d'avaler.

APPÉTIT. — Manque d'appétit et dégoût ; soif ardente et insupportable, souvent avec horreur de toute boisson ou envie continuelle de boire, avec impossibilité d'avaler une seule goutte de liquide.

ESTOMAC. — Quelquefois vomissements, hoquets spasmodiques, avec sueurs et convulsions.

LARYNX. — Voix rauque et faible, péril de suffocation, en toussant, en parlant et en respirant. Le larynx se resserre avec spasme.

POITRINE. — Oppression, respiration courte et anxieuse, tension dans la poitrine et le dos; palpitations, tremblements du cœur avec angoisse.

BRAS. — Crampes et convulsions aux bras et aux mains; tremblement des mains.

JAMBES. — Tremblement des genoux, tension des tendons du jarret, fourmillement aux pieds, pesanteur de paralysie aux jambes et aux pieds.

*Nota.* — La *belladone* donnée à la dose de deux globules ne doit pas être répétée dans un même accès de rage qu'elle suffit pour terminer. Il ne faut rien donner de plus qui troublerait l'effet : on pourrait y revenir après un médicament intermédiaire.

## N° 3. CAMPHRE.

SOMMEIL. — Forte envie de dormir le jour, insomnie nocturne par surexcitation nerveuse, ronflement, agitation pendant le sommeil.

MORAL. — Anxiété, perte de connaissance, délire, fureur.

TÊTE. — Vertige et pesanteur de la tête qui oblige à la pencher en arrière, coups incisifs dans la tête après être couché.

POITRINE. — Oppression de poitrine suffocante et resserrement du larynx comme par la vapeur de soufre.

TRONC ET MEMBRES. — Tension et raideur dans la nuque en remuant le cou, élancements dans les omoplates pendant les mouvements des bras.

*Nota.* — Le camphre, dont l'action est très courte, peut être répété de dix minutes en dix minutes, trois ou quatre fois à la dose de deux globules.

## N° 4. CANTHARIDES.

MORAL. — Timidité, pusillanimité, abattement, humeur pleureuse, disposition à se fâcher, à se mettre en colère, accès de rage avec cris, coups et aboiements renouvelés si l'on tâte le gosier du malade, et par l'aspect seul de l'eau. Manie avec gestes et actes extravagants.

TÊTE. — Sensation de brûlure à la tête, de plaie et d'inflammation du cerveau, maux de tête comme venant de la nuque et voulant sortir par le front.

GORGE. — Impossibilité d'avaler les liquides, douleur brûlante dans la gorge, aggravée en buvant de l'eau.

ORGANES SEXUELS. — Ils participent à une violente excitation.

POITRINE. — Respiration difficile et oppressée par constriction de la gorge et sécheresse du nez, battements de cœur.

TRONC ET MEMBRES. — Douleurs aiguës dans le dos, tétanos avec renversement du corps en avant ou en arrière, tiraillements aigus dans les membres, tremblement dans les jambes.

*Nota.* — Si les cantharides sont bien indiquées, deux globules suffiront pour guérir un accès ; elles ne doivent point être répétées sans une substance intermédiaire.

## N° 5. CUPRUM MÉTALLICUM.

SYMPTOMES GÉNÉRAUX. — Douleurs ébranlantes qui parcourent tout le corps, secousses et coups douloureux à diverses parties, mouvements involontaires des membres, avec rougeur et distorsion des yeux, du visage et du corps, convulsions violentes avec grand déploiement de forces, grande lassitude et affaissement de tout le corps, faiblesse opiniâtre, tous les organes sont trop impressionables, accès d'évanouissement.

SOMMEIL. — Profond, avec secousses dans le corps, et tressaillement des membres.

FIÈVRE. — Sueur froide ; fortes sueurs la nuit.

MORAL. — Douceur alternant avec obstination, accès d'aliénation mentale, avec pouls accéléré, yeux rouges, regard égaré, et suivis de sueur ; fureur, démence, délire.

VISAGE. — Bleuâtre, lèvres bleuâtres, écume à la bouche, cris comme le croassement des grenouilles, perte de la parole.

LARYNX. — Chatouillements dans le larynx ; toux sèche avec étouffement.

POITRINE. — Respiration accélérée, râlante, gémissante, avec efforts convulsifs des muscles abdominaux ; contractions douloureuses de la poitrine, surtout après avoir bu ; crampes de poitrine qui coupent la respiration et la voix.

MEMBRES. — Tressaillement des mains, convulsion des doigts, douleurs tensives et crampes aux mollets ; courbature et raideur des jambes.

*Nota.* Le Cuprum se donne à la dose de deux globules et ne se répète pas.

## N° 6. HYOSCIAMUS NIGER.

SYMPTOMES GÉNÉRAUX. — Membres froids, tremblotement, engourdissement, mouvements convulsifs et secousses de quelques membres ou de tout le corps quand on essaye d'avaler des liquides ; convulsions épileptiques avec émissions involontaires des urines, convulsions avec cris, forte angoisse, oppression de poitrine ; accès d'évanouissement.

SOMMEIL. — Somnolence, sommeil tardif ou insomnie par suite de surexcitation nerveuse ; en dormant, carpologie, sursauts, effroi.

FIÈVRE. — Horripilation depuis les pieds jusqu'à la tête, froid de tout le corps, chaleur de la tête et du visage, sueur pendant le sommeil.

MORAL. — Mélancolie, angoisse, peur, envie de s'enfuir de la maison ; loquacité, envie de se moquer de tout, fureur avec envie de frapper, de tuer, perversion de toutes les actions.

TÊTE. — Mal de tête comme par ébranlement du cerveau, chaleur et fourmillement dans la tête ; mal de tête alternant avec douleur à la nuque ; balancement de la tête de côté et d'autre.

YEUX. — Mouvements spasmodiques des yeux, troubles de la vue.

VISAGE. — Il est froid, pâle, bleuâtre, quelquefois il devient bouffi et rouge comme du sang ; grande sécheresse des lèvres et crampes de mâchoire.

BOUCHE. — Ecume à la bouche ; salivation sanguinolente, sécheresse et chaleur brûlantes de la gorge ; constriction de la gorge et impossibilité d'avaler les liquides.

APPÉTIT. — Faim vive et forte soif, horreur des boissons, envie de vomir et vomissements.

POITRINE. — Toux continuelle quand on est couché, qui cesse

quand on se redresse; spasmes de poitrine avec respiration courte et forçant à se courber en avant.

TRONC. — Douleurs dans le dos, et surtout dans les lombes, avec gonflement des pieds.

MEMBRES. — Torpeur douloureuse et enroidissement des mains. Crampes dans les cuisses et les mollets qui font contracter les jambes.

*Nota.* — Toutes choses égales d'ailleurs comme similitude de symptômes, on doit donner la préférence à hyosciamus, si le sujet est une femme ou un enfant; au moins, on fera bien d'y venir, pendant le cours du traitement, après un ou deux autres médicaments qui auraient paru d'abord plus indiqués. — Une dose de deux globules suffit pour un accès. Il ne faut pas la répéter sans un remède intermédiaire.

## N° 7. LACHESIS.

SYMPTOMES GÉNÉRAUX. — Grande faiblesse de corps et d'esprit, accès de défaillance avec difficulté de respirer. Nausées, sueur froide, vertige, pâleur du visage. Vomissements, étourdissements, obscurcissement des yeux. Douleurs et points dans la région du cœur. Convulsions, saignement de nez, accès d'asphyxie et de syncope avec perte des sens et du mouvement, insensibilité comme dans la mort, serrement des dents, raideur et gonflement du corps, pouls tremblant et sans nul battement. Accès de tétanos avec distorsion des membres.

SOMMEIL. — Grande envie de dormir le jour; insomnie principalement avant minuit, avec surexcitation nerveuse.

FIÈVRE. — Froid glacial de la peau et des membres, pouls intermittent et tremblant; chaleur alternant avec frisson.

MORAL. — Grande angoisse, crainte de la mort, loquacité, méfiance, soupçons et disposition à prendre tout en mal.

TÊTE. — Douleurs profondes dans le cerveau, dans les orbites et au-dessus des yeux ou à l'occiput, avec raideur de la nuque.

YEUX. — Jaunes ou troubles, ternes et abattus, ou brillants et convulsés, avec regard fixe; obscurcissement et perte de la vue.

GORGE. — Sensation de rétrécissement, d'étranglement à la

gorge; gorge comme raide et paralysée; accumulation de mucosités tenaces dans la gorge; hydrophobie avec grande soif.

POITRINE. —Points dans la région du cœur, avec haleine courte; accès d'évanouissement et de sueur froide.

TRONC. — Raideur douloureuse depuis les reins jusqu'aux hanches; spasmes des muscles du dos; points au dos et entre les épaules.

MEMBRES. — Douleurs des os, aux bras, aux mains, aux poignets et aux doigts. Tention comme par raccourcissement des tendons, depuis le coude jusqu'aux doigts; tremblement des mains; raccourcissement des tendons du jarret; pesanteur, engourdissement, froid glacial des pieds.

*Nota.* — Ce médicament, qui est le venin dentaire du serpent-sonnette, préparé homœopathiquement, offre, comme on le voit, de grandes ressources : c'est lui que je réserverais pour les moments qui avoisinent l'agonie, et alors encore je serais plein d'espoir, car deux fois déjà, avec son secours, j'ai sauvé des malades qui n'avaient plus une heure de vie probable. La dose est de deux globules qu'on ne répète pas. Quand on a administré un remède homœopathique bien choisi, il faut savoir attendre avec confiance que *la réaction* s'opère; ce qui n'a lieu, le plus souvent, qu'après une légère aggravation dont la durée peut varier de quelques heures.

## N° 8. STRAMONIUM.

SYMPTOMES GÉNÉRAUX. — Fourmillement dans les membres; crampes de diverses natures; tétanos, renversement du corps; crampes et autres souffrances hystériques; convulsions comme dans l'épilepsie, mais sans perte de connaissance; suppression de toutes les secrétions et excrétions; accès d'évanouissement avec ronflement; tremblement des membres.

SOMMEIL. — Il est profond, avec ronflement, cris et hurlements.

MORAL. — Tristesse avec angoisse mortelle et pleurs abondants, surtout le soir au lit; angoisse de conscience, murmures, cris continuels; fureur indomptable, envie de mordre, de donner des coups et de tuer; visions de fantômes qui font peur.

BOUCHE. — Sécheresse de la bouche ou bien salivation abondante, écume sanguinolente à la bouche.

GORGE. — Resserrement spasmodique de la gorge ; la sécheresse de la gorge empêche d'avaler.

APPÉTIT. — Soif ardente avec horreur de l'eau et de tous les liquides.

ESTOMAC. — Vomissements aqueux ou de bile verte ; hoquets convulsifs ; grande anxiété dans le creux de l'estomac, avec gêne de la respiration.

POITRINE. — Voix haute, criarde, manque d'haleine, étouffement qui suffoque la respiration.

TRONC ET MEMBRES. — Sensation de déchirement dans le dos et aux reins pendant le mouvement, renversement du dos, mouvements convulsifs des bras par-dessus la tête, poings fermés, tressaillement dans les jambes, comme par une secousse.

*Nota.* — Ce médicament fournit à lui seul presque tous les symptômes de la rage. On le donne à la dose de deux globules qui suffisent pour un accès de rage et ne doivent pas être répétés si ce n'est après un intermédiaire. Toute substance en rapport avec les symptômes actuels peut servir d'intermédiaire, mais il est bon de revenir à l'*aconit* quand il se trouve indiqué, car il prévient les congestions de la tête et des poumons.

## Période d'incubation du Virus.

Elle s'étend depuis le moment de la morsure, jusqu'à celui où la rage éclate. Elle dure chez les animaux rarement plus de huit à neuf jours, cependant elle peut aller jusqu'au trentième et même jusqu'au quarantième jour.

Chez l'homme, où l'incubation est généralement de trente à quarante jours, elle va quelquefois jusqu'à deux ou trois mois.

Malgré sa régularité à peu près habituelle, la période d'incubation peut cependant varier beaucoup sous l'influence de diverses causes : comme l'action d'un soleil trop ardent, de grandes fatigues, des excès de boissons alcooliques, de vives impressions morales et surtout une grande frayeur.

La peur poussée à l'extrême peut déterminer des symptômes

semblables à la rage, et quelquefois aussi elle la fait éclater brusquement chez des sujets mordus déjà depuis quelque temps.

## Traitement préservatif de la Rage.

Il n'est applicable qu'au sujet qui a été mordu. Il est destiné à détruire, pendant la période d'incubation, le virus qui a pénétré dans l'économie : sa spécificité empêche le développement de la rage.

Dans l'instant même où l'on est mordu, il faut laver la plaie à grande eau et en la frottant, s'il se peut, avec une brosse ; à défaut d'eau, on emploierait n'importe quel liquide qui serait sous la main, même l'urine. La cautérisation n'a de vertu que quand elle est opérée *immédiatement ;* autrement elle est inutile et ne fait que retarder la cicatrisation de la plaie.

Aussitôt que le malade réclame les soins homœopathiques, on verse quatre gouttes de *teinture mère de stramonium* dans une demi-bouteille d'eau pure, on fait exactement le mélange, et l'on injecte à plusieurs reprises de cette liqueur avec une petite seringue, si la plaie est profonde et sinueuse, puis on la recouvre de charpie imbibée et d'une compresse qui le soit aussi, le tout maintenu avec une bande. On continue le même pansement matin et soir jusqu'à parfaite cicatrisation. La bouteille, bien bouchée, sera tenue au frais.

Comme la personne mordue éprouve ordinairement une grande frayeur, il faut la rassurer complètement, en affirmant *qu'on est sûr de sa guérison,* grâce aux progrès de la médecine nouvelle ; puis on commence le traitement interne, en lui administrant deux globules d'*aconit* qu'on place sur le bout de la langue, et qui doivent être écrasés avec les dents de devant : à défaut de dents, on ferait fondre les globules en les frottant avec la langue contre le palais. Après cette dose, il faut rester deux heures sans rien prendre.

Le lendemain matin, deux heures avant de déjeuner, le blessé prendra de la même manière que ci-dessus deux globules de *stramonium* dont l'action durera cinq jours ; puis, le sixième, une nouvelle dose d'*aconit.*

Vingt-quatre heures après, on administrera deux globules de

*belladone* qu'on laissera agir cinq jours, puis on reviendra à l'*aconit*, qui, vingt-quatre heures après, sera suivi de deux globules de *lachesis*. En observant la même distance que ci-dessus, encore une fois *aconit*, puis *hyosciamus niger* qu'on laissera agir huit jours. Le traitement sera terminé par une dernière dose d'*aconit*. Tous ceux qui le suivront en se conformant scrupuleusement au régime homœopathique n'auront rien à redouter pour l'avenir.

## Régime homœopathique.

Pendant l'usage des remèdes indiqués ci-dessus, le régime est indispensable. Il défend les acides, tels que : *vinaigre*, *citron*. *groseilles*, *oseille*, etc., et aussi l'*eau-de-vie* et *toutes les liqueurs*, de plus, les boissons fermentées, comme : *vin*, *bière*, *cidre*.

On boira de l'*eau pure*, *sucrée ou panée*, *du lait pur ou coupé*, *de l'eau de gruau*, *de* l'*eau d'orge*.

Les substances aromatiques, telles que : *poivre*, *oignons*, *ail*, *persil*, *poireau*, *céleri*, *vanille*, *thé*, *café*, etc., sont sévèrement interdites.

Il faut mener une vie calme et tranquille, éviter le soleil et la grande chaleur ; faire chaque jour de l'exercice, matin et soir. La constipation, si elle existait, serait combattue par des lavements d'eau simple. Il n'est point nécessaire de se priver, mais il faut manger modérément.

## Traitement curatif de la Rage déclarée.

Je ne donne point la description de la rage, parce qu'elle occuperait beaucoup de place dans cet article déjà fort long ; d'ailleurs, on peut la lire partout, et, de plus, elle aurait l'inconvénient d'embarrasser, par la multiplicité des détails, la personne qui voudrait appliquer le traitement homœopathique ; la marche suivante est extrêmement simple et facile : quand il s'agit de traiter un malade chez lequel la rage est déclarée, on examine attentivement tous les symptômes morbides qu'il présente, on en fait le relevé exact, puis on cherche dans les huit substances indiquées celle qui offre le plus de symptômes en rapport avec ce tableau.

En général, le malade ayant de l'horreur pour l'eau, j'éviterais d'y dissoudre les globules, que je placerais directement et à sec sur le bout de la langue, à moins que l'hydrophobe ne fût pas en état d'écouter mes avis; dans ce cas, je ferais fondre le médicament dans quelques gouttes d'eau seulement et les verserais doucement, et en une fois, sur la langue.

A moins qu'un autre médicament ne parût beaucoup mieux en rapport, je commencerais toujours par deux globules d'*aconit*, qui offre des vertus précieuses. Six heures après, je donnerais deux globules de *stramonium*, de *belladone* ou de *lachesis*, suivant l'indication, et j'en attendrais patiemment l'effet, sans déranger l'action par aucun autre médicament. Je laisserais agir ce spécifique pendant cinq à six jours, *s'il ne venait point d'autre accès, ce qui n'est pas probable*. Si une nouvelle crise, la précédente ayant cessé, se présentait au bout de dix-huit à vingt-quatre heures, je la combattrais par un autre remède choisi d'après les symptômes et donné de la même manière : ma marche ne varierait pas à tout nouvel accès. Si les premières doses de médicament semblaient avoir triomphé de la maladie, il n'en faudrait pas moins continuer des doses de médicaments variés et alternés comme je l'ai dit plus haut, au traitement préservatif. La prudence exigerait qu'on continuât l'usage des médicaments homœopathiques et le régime au moins pendant six semaines après la disparition de tous les symptômes de rage.

On a beaucoup exagéré les dangers que l'on court en soignant les hydrophobes, car ces malheureux conservent le plus souvent assez de raison pour ne pas nuire à ceux qui les secourent; cependant, il serait prudent d'avoir en réserve une camisole de force pour en user momentanément si le besoin s'en présentait. Il est arrivé quelquefois que des malades ont demandé d'eux-mêmes ce vêtement de sûreté, dans la crainte de se laisser aller à des excès involontaires.

Il ne faut pas avoir la curiosité de présenter de l'eau au malade pour voir l'impression qu'elle lui fera ; il faut attendre qu'il en demande lui-même, ce qui a lieu dès qu'il croit pouvoir avaler.

Comme je l'ai dit, les globules seront dissous dans quelques gouttes d'eau seulement, pour qu'ils soient absorbés sur la langue ou dans le gosier, et qu'ils n'aillent pas jusqu'à l'estomac se mêler avec divers liquides qui pourraient atténuer ou annuler leur effet.

Si quelques jeunes homœopathes ont occasion de traiter des enragés, je leur recommande de bien se garder d'administrer par gouttes les diverses teintures dont je prescris seulement *deux globules*, afin de ne pas déterminer une forte aggravation qui serait aussi pernicieuse pour le malade que dangereuse pour les assistants.

Je reviens encore sur le rôle immense que joue la peur dans la mort des malheureux qui succombent à la rage. Il est donc de la plus haute importance d'agir fortement sur le moral de la personne qui a été mordue. Quand on a entre les mains des remèdes qui sont efficaces, il faut savoir faire passer sa conviction dans l'esprit de son malade, et immédiatement on le met dans des conditions favorables pour guérir.

Au contraire, quel effet funeste ne produit pas sur l'infortuné qui implore du secours, celui qui, d'un air tremblant et consterné, hésite entre tel ou tel médicament qui ne lui inspire aucune confiance ! Ce malade est frappé de mort avant le commencement d'un tel traitement.

La rage est évidemment beaucoup plus facile à guérir que le choléra, parce qu'elle laisse au médecin instruit tout le loisir d'agir. Je ne comprends pas qu'on ait pu, jusqu'ici, désespérer d'une maladie dont les symptômes sont si clairs, si constants et si bien caractérisés. L'homœopathie triomphe avec certitude du choléra, je l'ai prouvé sur un grand nombre de malades, et des personnes étrangères à la médecine, guidées par mes instructions, ont guéri les cholériques aussi bien que moi. Eh bien donc, suivez avec la même confiance le traitement que je vous indique aujourd'hui, vous tous, âmes charitables, généreux ecclésiastiques, sœurs pleines de dévouement, qui n'avez en vue que le soulagement des malades ; vous triompherez encore en cette occasion, et vos succès tourneront à la plus grande gloire de celui dont la bonté infinie a toujours voulu que l'antidote fût à côté du poison.

# TRAITEMENT COMPLET

# DU CHOLÉRA

## MIS A LA PORTÉE DE TOUT LE MONDE

## RÉFLEXIONS SUR LE CHOLÉRA

### 1832.

« Le choléra sévissait dans Paris, des milliers de victimes avaient déjà disparu, la stupeur régnait partout, les médecins étaient consternés, et cependant ils ne s'étaient point endormis à l'approche du formidable fléau : ils avaient dévoré, à l'avance, tout ce qui avait été écrit pour le combattre; mais que faire avec des armes si faibles contre un si terrible adversaire? On était mort presque en même temps qu'on était frappé, et les secours les plus rationnels en apparence retenaient à peine pour quelques heures une vie qui semblait avide de s'échapper. Elles retentissent encore à mon oreille les vaines suppliques de tant de malheureux que nous ne pouvions pas même soulager; jours de désolation et d'épouvante, vous ne sortirez jamais de ma mémoire! »

Ainsi commençait ma profession de foi médicale dans une brochure que je publiai en 1834, ayant pour titre : l'*Homœopathie exposée aux gens du monde.*

En effet, pendant cette longue épidémie, j'ai traité beaucoup de malades, j'ai essayé toutes les méthodes, tous les médicaments préconisés par nos savants maîtres, et, dans ma conscience, je ne puis prétendre avoir guéri un seul cholérique gravement affecté. Cependant, je ne crois pas être resté au-dessous des succès de mes confrères, car mon zèle n'était point inférieur au leur, et j'avais travaillé tout autant qu'eux.

Ces revers, qui m'attristaient, n'avaient point réfroidi mon courage : ayant reconnu l'insuffisance de la médecine ordinaire dans un grand nombre d'affections, j'étudiai avec ardeur l'homœopathie qui fournit des ressources infinies pour tous nos maux, et depuis vingt ans que j'ai constaté son efficacité, je n'ai cesssé de lutter pour sa propagation en France.

Loin de moi l'idée de jeter de la défaveur sur les médecins de l'ancienne école, qui ont combattu avec courage contre le fléau destructeur, et dont plusieurs ont payé de leur vie leur généreux dévouement; mais comme je suis sûr de rendre de grands services en faisant connaître les succès de l'homœopathie, aucune considération ne m'empêchera de parler.

## 1849.

Le choléra qui sévit actuellement parmi nous semble destiné à changer la face de la médecine ! En effet, les gens de l'art, d'après tout ce qu'ils entendent dire par nos clients, ne peuvent plus conserver aucun doute sur la supériorité constante de notre pratique ; car tous ceux que nous avons guéris, sans convalescence, répandent nos cures avec l'enthousiasme de cœurs reconnaissants.

Malheureusement, le nombre des homœopathes est loin d'être en rapport avec les besoins du moment ; c'est donc pour suppléer à cette pénurie regrettable que je livre à la publicité la description et le traitement, aussi clairs que complets, de cette redoutable affection, dont, désormais, les personnes étrangères à l'art de guérir, pourront le plus souvent triompher, à l'aide de cette brochure, sans le secours des médecins.

J'affirme sur l'honneur que, dans ma clientèle ordinaire, à peine j'ai rencontré quelques cas de choléra. Voici l'explication de ce fait : c'est parce que, dès l'invasion de l'épidémie, je me suis empressé de munir chacun de mes clients des moyens capables de se préserver du choléra ou de se guérir tout de suite en cas d'attaque.

De plus, j'ai traité, avec une entière confiance de succès, les nombreux malades qui se sont adressés à moi au début des symptômes, même les plus graves, et j'ai eu le bonheur indicible de les rappeler tous à la santé.

Je me hâte donc de révéler à mes concitoyens nos divers moyens de salut, car la France pleure déjà un très grand nombre de ses enfants ! Chaque jour, elle contemple tristement le vide immense que laissent derrière eux de grands citoyens qui, presque tous, répondraient encore à l'appel de la patrie, s'ils avaient réclamé les secours de notre art, de cette homœopathie que nous a transmise le grand *Hahnemann*, et que l'on ne peut méconnaître pour une révélation de la miséricorde divine.

Ceux qui ont été temoins des ravages du choléra en 1832, en ont conservé un souvenir effrayant, et tremblent à l'idée seule de sa présence parmi nous ; or, la peur devenant toujours un agent puissant de la propagation du mal, je dois commencer par rassurer les populations, en affirmant, avec sincérité et confiance, que l'homœopathie fournit des préservatifs réels contre ce fléau et des remèdes tellement efficaces pour combattre la maladie une fois développée, que les disciples de la nouvelle médecine ne redoutent pas plus cette affection que la *rougeole*, la *scarlatine* ou la *fluxion de poitrine*, dont ils triomphent avec facilité.

Si donc, nous avons perdu tant de malades pendant la première épidémie, c'est parce que, à cette époque, nous ne connaissions pas la médecine d'Hahnemann.

Pour nous, maintenant, il n'y a plus d'hésitation dans le traitement du choléra, nos moyens sont certains pour détruire en peu de temps la maladie, et le plus souvent sans convalescence.

Mais pour que le succès soit assuré, le mal doit être pris à son début ; par conséquent, il faut ne pas perdre des moments précieux en des essais inutiles.

Chaque famille, les chefs de corps militaires, les chefs d'institutions, les directeurs des séminaires, de communautés religieuses, les chefs de fabriques et d'ateliers, doivent donc se procurer d'avance les médicaments homœopathiques dont j'indiquerai successivement le nom et l'emploi, afin qu'on ne soit pas pris au dépourvu.

Cet écrit, fort court pour un sujet aussi important, étant essentiellement pratique, je ne m'étendrai pas sur la nature intime ou sur les causes du choléra ; d'abord, parce qu'on ne les connaît pas, et surtout parce que les savantes discussions sur ce sujet ne serviraient à rien pour le traitement. J'entre de suite en matière, et je ferai tous mes efforts pour me rendre intelligible aux personnes étrangères à l'art de guérir.

## Septembre 1852.

Je crois être agréable à mes lecteurs en reproduisant ici cette brochure qui était épuisée ; elle a rendu de si grands services dans l'épidémie de 1849, qu'elle deviendra une sécurité pour les personnes prévoyantes qui l'auront mise en réserve. Depuis sa première apparition parmi nous, le choléra n'a jamais disparu complètement ; et la seconde invasion grave dont nous avons été témoins, ne nous mets pas à l'abri d'une troisième : c'est donc pour qu'on n'ait rien à redouter d'une nouvelle épidémie que j'écris aujourd'hui en déclarant toutefois qu'il n'existe actuellement aucun motif qui puisse donner des inquiétudes, relativement à la présence du fléau asiatique. Je communique avec joie à mes concitoyens les moyens qui m'ont constamment réussi, et à l'aide desquels une personne de bon sens guérit, sans connaissances médicales, presque tous les malades auxquels elle donne ses soins.

## TRAITEMENT PRÉSERVATIF DU CHOLÉRA

L'homœopathie offre de puissants moyens pour se mettre à l'abri de l'influence du choléra ; il suffit pour s'en préserver de s'administrer tous les cinq jours, à jeun, deux heures avant de manger, un seul globule de *veratrum album*, que l'on fait alterner avec *ipecacuanha* et *cuprum metallicum*. Ainsi par exemple :

On prend, le premier du mois, *veratrum ;* le 5, *ipecacuanha ;* le 10, *cuprum metallicum ;* ainsi de suite pendant toute la durée de l'épidémie.

Après s'être rincé la bouche avec de l'eau pure, on place le globule sur le bout de la langue et on l'écrase avec les dents de devant, ou, à défaut, on le fait fondre contre le palais.

En 1832, lorsque le choléra sévissait avec le plus de violence, un très grand nombre de personnes, en Autriche et dans toute l'Allemagne, ayant fait usage du préservatif ci-dessus indiqué par Hahnemann, ont été exemptes de la maladie, et le petit nombre de celles qui, par exception et probablement par défaut de régime, furent atteintes, purent être guéries avec une grande facilité, parce que les symptômes étaient fort peu graves.

### RÉGIME ET HYGIÈNE.

Tant qu'on se servira des remèdes prescrits comme préservatifs, il faudra observer le régime homœopathique, s'abstenir de café, de thé, de liqueurs, de vin pur, de boissons fermentées, bière, cidre. On prendra pour boisson : de l'eau pure ou sucrée, de l'eau panée ou très légèrement rougie avec du vin de Bordeaux. On ne mangera ni laitage, ni fruits, ni crudités, ni légumes aqueux comme épinards, chicorée, salade, etc. On se nourrira principalement de potages, d'œufs, de viandes rôties ou bouillies, à l'exception de l'oie et du porc.

On facilitera la transpiration en entretenant la peau dans une parfaite propreté : on évitera le refroidissement des pieds ; en hiver, la poitrine et le ventre seront recouverts d'une flanelle qu'on changera au moins deux fois par semaine.

Il est d'une grande importance de surveiller la salubrité des maisons, de renouveler souvent l'air, surtout dans les chambres à coucher, et d'exposer, chaque matin, la literie aux fenêtres.

### CONSEILS AUX GENS BIEN PORTANTS.

Les personnes dont les fonctions digestives se font très bien, et dont le moral est inaccessible à la peur, ne changeront rien à leur régime de vie habituelle ; elles éviteront seulement les refroidissements, les excès, et tout ce qui tend à affaiblir ou à épuiser. Je leur recommande aussi de s'abstenir complétement de boissons frappées de glace ou même seulement rafraîchies. Il est aussi reconnu que les bains froids sont dangereux pendant le choléra.

## CHOLÉRINE

Beaucoup d'individus qui ne se considèrent point comme malades sont cependant habituellement sujets à quelques troubles des fonctions digestives; je leur conseille positivement de mettre en usage les préservatifs sus-indiqués, et de suivre exactement le régime homœopathique pendant toute la durée de l'épidémie.

Si, malgré ces précautions, il survenait du malaise avec une grande fatigue, des selles bilieuses d'abord, puis diarrhéiques, avec tranchées vers le nombril, il faudrait prendre deux globules de *camomille*, surtout si les symptômes avaient été déterminés par le dépit ou précédés d'un accès de colère, d'un chagrin, d'une indignation concentrée.

Si les évacuations sont plutôt séreuses que bilieuses, ressemblant à de l'eau de riz; si elles sont accompagnées d'un bruit de roulement dans les intestins, avec flatuosités et sensations de compression au-dessous des fausses côtes, il faut administrer deux globules d'*acide phosphorique* que l'on répète au bout de dix-huit ou vingt-quatre heures, si les symptômes n'ont pas complétement disparu. Il est utile, pendant l'usage de l'*acide phosphorique*, de prendre dans la journée deux demi-lavements avec une cuillerée à soupe d'amidon.

Il est d'une grande importance de ne pas négliger une cholérine, car si l'on en guérit bien, on est en général à l'abri du choléra, auquel on a payé un léger tribut; tandis que, quand elle se prolonge, le choléra marche fréquemment à sa suite, et toujours alors il devient d'autant plus terrible que le sujet se trouve notablement affaibli et moins en état de soutenir le choc.

## CHOLÉRA D'EUROPE OU SPORADIQUE

On désigne sous ce nom une maladie qui a beaucoup d'analogie avec la fièvre bilieuse. Le foie fortement irrité sécrète une énorme quantité de bile qui s'échappe par les vomissements et par les selles. Cette maladie attaque un individu se trouvant dans des conditions particulières, au physique comme au moral, et rarement un grand nombre de personnes à la fois.

Son invasion est souvent brusque, d'autres fois annoncée par des symptômes précurseurs, tels que : malaise général, pesanteur et paresse du corps, teint jaunâtre, langue chargée, manque d'appétit, renvois amers, nausées, sensations de plénitude à l'estomac, anxiété, coliques, urine fétide qui brûle au passage et forme un dépôt briqueté ou rougeâtre. Peu à peu, le malade vomit à plusieurs reprises ce que contient l'estomac, puis un liquide aqueux et enfin de la bile en plus ou moins grande quantité. Les matières vomies sont vertes, jaunes, parfois noirâtres, souvent fétides. En même temps que les vomissements, il s'établit une diarrhée violente ; des matières fécales se trouvent d'abord expulsées, puis un liquide aqueux, bientôt suivi d'un torrent de bile, avec coliques vives de tout le ventre, mais surtout vers le nombril.

Les causes prédisposantes et occasionnelles sont : une chaleur intense et de longue durée, un refroidissement brusque de l'atmosphère après une journée très chaude, un caractère irritable, une disposition hypocondriaque ou hystérique, des passions vives, colère, dépit, frayeur ; le refroidissement du ventre ou des pieds, l'usage de l'eau glacée pendant la sueur ; les fruits verts, les boissons trop acides ou mal fermentées, les aliments trop gras ou rances ; un vomitif ou un purgatif imprudemment administré.

### TRAITEMENT DU CHOLÉRA D'EUROPE.

Au début des symptômes, on donne deux globules de *camomille* qu'on laisse agir pendant vingt-quatre heures, pour les répéter ensuite s'ils ont procuré du mieux. Si, douze heures après une première dose de camomille, les vomissements augmentent au lieu de diminuer, on donne de suite l'*ipécacuanha* à la dose de deux globules que l'on répète tous les quarts-d'heure, en donnant chaque fois, avant, une cuillerée d'eau glacée, à moins que le malade ne veuille pas boire ou qu'il soit en sueur, car, dans ce cas, il faudrait que l'eau ne fût point rafraîchie. Avant d'administrer les globules, on doit toujours faire rincer la bouche, recommander d'écraser le médicament, car c'est sur la langue et non dans l'estomac que l'absorption doit se faire, pour que le mélange avec la bile n'ait point lieu. Quand l'amélioration survient, on éloigne les doses jusqu'à cessation de symptômes. Si le mal ne cédait pas, on donnerait deux globules de *veratrum album*, qu'on répéterait au bout de six heures. Quand les vomissements ont cessé, deux globules de mercure soluble arrêtent les autres évacuations. Si, pendant ou après la maladie, il survenait beaucoup de chaleur, de la fréquence du pouls, en un mot de la fièvre, on la combattrait par deux globules d'*aconit*, qu'on pourrait répéter, s'il y avait lieu, au bout de douze ou de vingt-quatre heures. Aussitôt que le malade est bien, on lui accorde un peu de bouillon s'il le désire.

J'ai donné ces renseignements sur le *choléra sporadique* parce qu'il n'est point rare en France, et passe pour une maladie très grave quand il est traité par la médecine ordinaire.

## CHOLÉRA ASIATIQUE

Ce qui le distingue particulièrement du choléra d'Europe, c'est que les symptômes bilieux ne dominent point, et cessent même complètement au bout de quelques vomissements ou évacuations, pour ne reparaître que quand le malade est sauvé; il n'y a point de fièvre, et à la suppression de la bile vient se joindre celle de l'urine, ce dont on peut s'assurer, car la vessie n'en contient pas.

Le choléra asiatique, à son début, attaque indistinctement tous les âges; cependant l'enfance et la vieillesse y sont moins exposées. Pendant sa plus grande intensité, la meilleure constitution n'en est point à l'abri. Plus tard, quand il perd de sa force, il frappe de préférence les individus affaiblis par les chagrins, les excès ou les privations, et ceux qui ont gardé longtemps la cholérine.

### PÉRIODE D'INVASION.

Peu d'instants ou quelques heures avant d'être atteint, le sujet menacé est inquiet, agité; il éprouve un malaise indicible, ne peut rester en place, quoique ayant de la peine à se mouvoir; il soupire, tout lui répugne, surtout les aliments et les boissons. Il éprouve une tension vers l'estomac, avec une sensation de fourmillement dans les intestins. Bientôt se manifestent quelques envies d'aller à la selle; souvent aussi il y a oppression, respiration pénible, alternatives de froid et de chaleur; l'urine est pâle, moins abondante, et ne tarde pas à se supprimer. Pesanteur à la tête avec vertiges, sommeil agité avec sursauts et légers mouvements convulsifs dans les membres.

### DEUXIÈME PÉRIODE.

Tout à coup, ou après de courtes nausées, survient un vomissement, qui d'abord soulage et débarrasse l'estomac de ce qu'il contenait. En même temps, ou quelques instants après, s'établit une diarrhée demi-liquide. Les deux ou trois premières selles contiennent encore un peu d'aliments ou de bile, puis les déjections augmentent en quantité et deviennent semblables à une décoction de riz peu épaisse, ordinairement d'une teinte blanchâtre; elles sont presque inodores et contiennent des flocons blancs ou noirâtres.

En général, le ventre s'affaisse beaucoup après la première selle diarrhéique, et, en peu d'heures, le malade maigrit notablement, surtout à la face. Dès ce moment, les déjections et les vomissements ne contiennent plus de bile, et l'absence de ce fluide est caractéristique du choléra asiatique. Alors se développent les spasmes dans la poitrine, des crampes dans les doigts, dans les mains, dans les orteils, dans les mollets avec ou sans convulsions. Il y a une grande anxiété, le malade pousse des cris étouffés d'une voix rauque et fêlée; l'affaissement presque subit du pouls avec refroidissement du nez et de la langue sont des symptômes essentiels de la maladie, et se trouvent ordinairement joints à une ardeur excessive qui se fait sentir au milieu de la poitrine accompagnée d'une soif très vive.

Le malade avale l'eau froide avec précipitation, et revomit aussitôt après. Les yeux sont enfoncés dans leurs orbites, demi-ouverts, ternes, vitrés, tournés en haut. Le visage, terreux ou noirâtre, porte une teinte d'hébétude et de profonde tristesse. L'urine cesse d'être expulsée, non par rétention dans la vessie, mais parce qu'elle n'est plus sécrétée; sa réapparition est de bon augure. Cette période, suivant la gravité de la maladie, peut durer de deux à six heures, jusqu'à deux ou trois jours.

## TROISIÈME DEGRÉ.

Il est peu distinct du précédent, dont il est en quelque sorte la suite et la terminaison. Il passe promptement à la mort, ou bien le mal décline et laisse entrevoir la convalescence. Si le malade doit succomber, il tombe dans un état d'assoupissement, le cœur s'arrête et les yeux deviennent tout à fait vitreux. S'il peut guérir, la chaleur revient, les spasmes cessent, les traits reprennent du calme et de l'expression, le timbre de la voix renaît, la bile et l'urine reparaissent.

## TRAITEMENT DU CHOLÉRA ASIATIQUE.

Hahnemann, sans hésiter, a fait sortir de son génie les remèdes capables de triompher de ce fléau, et pendant que les médecins de l'Europe entière, s'agitant au hasard, essayaient sans succès tous les médicaments connus, lui seul dictait à ses disciples les moyens sûrs de sauver l'humanité.

Aussitôt qu'une personne ressent les premières atteintes du choléra, on lui administre l'*esprit de camphre*, qui en prévient le développement. Pendant la première heure du choléra, ce médicament suffit presque toujours seul pour en triompher. Ce qui convient le mieux est d'en verser deux gouttes dans une cuillerée à soupe d'eau glacée, et de répéter cette dose de cinq en cinq minutes, jusqu'à diminution des symptômes; alors on éloigne la dose de dix en vingt minutes, de demi-heure en heure, de deux en trois heures, et l'on cesse complètement quand le malade n'accuse plus aucune souffrance. A défaut d'eau glacée, qui est d'une grande importance, on donnerait moins souvent de l'eau fraîche qu'on n'aurait donné d'eau glacée, et on la remplacerait de temps en temps en laissant tomber les gouttes d'esprit de camphre sur un très petit morceau de sucre qu'on donnerait au malade. Quand la soif n'existe pas, on verse l'esprit de camphre pur directement sur la langue ou dans le creux de la main qu'on touche avec le bout de la langue.

L'esprit de camphre est infaillible quand le choléra n'a pas été précédé de la cholérine. Dans ce cas, il faut encore l'essayer pendant une heure, après quoi il faut y renoncer s'il n'a pas procuré d'amélioration.

Il faut avoir grand soin de ne pas répandre de camphre sur le lit ou sur les vêtements du malade, parce que ses émanations empêcheraient l'effet des globules à donner plus tard au besoin. Il faut aussi emporter le flacon de camphre loin de la chambre du malade, dont on renouvellera l'air avec le plus grand soin.

Quand le malade est ainsi promptement guéri par l'esprit de camphre, il faut le surveiller pendant quelques heures; s'il survenait de la fièvre, de la rougeur à la face, on donnerait deux globules d'*aconit*, qu'on pourrait répéter au bout de douze heures, puis, mais seulement si la tête s'embarrassait un peu, deux globules de *belladone* ramèneraient un calme parfait.

Quand le camphre laisse persister les symptômes, si les vomissements dominent ou existent avec les déjections, même avec crampes, on passe avant tout à l'ipécacuanha, dont on donne deux globules secs, ou immédiatement après une cuillerée d'eau glacée quand le malade a soif, ce qu'on répète de cinq en cinq minutes. Si ce moyen doit réussir, l'amélioration survient au plus tard au bout d'une heure, et l'on continue en éloignant les doses comme pour l'esprit de camphre.

Il faut adopter cette marche décroissante, dès que les symptômes graves ont à peu près disparu. Si le malade s'endort d'un sommeil naturel, après avoir déjà éprouvé un mieux prononcé, il faut le surveiller et le laisser reposer tranquillement, car il peut s'éveiller complètement guéri.

En cas de persistance ou d'aggravation des symptômes, on donne deux globules de *veratrum* après une cuillerée d'eau glacée (si le malade a soif), et l'on répète une ou deux autres doses, à un quart-d'heure, puis à demi-heure; on alterne ensuite avec *cuprum metallicum*, si aux crampes se joignent des convulsions des membres, du froid à la face et des spasmes dans le bas-ventre, tandis que le vomissement s'arrête.

L'*arsenic* est indiqué, si les symptômes les plus graves se manifestent dès le commencement, et si le malade se plaint surtout d'une vive brûlure à l'épigastre, dans les intestins, dans le gosier, accompagnée d'oppression douloureuse dans la poitrine, de soif brûlante, d'une grande faiblesse, d'agitation continuelle, avec terreur de la mort; s'il se lamente d'une voix enrouée sur les violentes douleurs qu'il éprouve dans le creux de l'estomac et dans le ventre.

Le *veratrum* et le *cuprum* embrassent plusieurs de ces symptômes, mais ils sont surtout indiqués contre les crampes et les convulsions, quand elles ont résisté à l'ipécacuanha, ce qui est rare.

Il faut revenir au camphre quand il y a tétanos ou rigidité de tout le corps avec serrement des mâchoires.

Les cas de mort apparente sont très fréquents dans le choléra, surtout au début de l'épidémie, et chez les malades qui semblent avoir succombé sans évacuations, après des crampes cruelles. Dans cette circonstances seulement, il faut employer le camphre en frictions. Dans le doute de la mort, on doit laisser le corps pendant plusieurs heures dans son lit, bien couvert, après avoir introduit dans la bouche quelques gouttes d'esprit de camphre, et après avoir placé dans les narines, sur le creux de l'estomac et sous les aisselles un peu de coton imbibé d'esprit de camphre.

## SOINS IMPORTANTS.

Pendant tout le traitement d'un cholérique, il faut que la poitrine et le ventre soient chaudement couverts. On doit bien se garder de chauffer du reste fortement le malade, car l'excès de la chaleur artificielle augmente l'angoisse et le tourment du patient.

Comme le sujet est très épuisé par les évacuations, il faut, dès que le mieux se prononce, lui faire prendre de petites quantités répétées de bouillon de bœuf, sans sel ni légumes, et bien dégraissé.

Quand le malade le désire, on peut lui donner de temps en temps, s'il n'est pas en sueur, une cuillerée d'eau glacée, mais jamais plus à la fois.

Si les évacuations se prolongent, on administre un lavement du même liquide, auquel on ajoute un peu d'amidon.

Les autres symptômes s'étant d'ailleurs dissipés, si les évacuations conservent leur apparence d'eau de riz, trois doses de quatre globules chacune de *secale cornutum*, à demi-heure d'intervalle, ramènent la présence de la bile dans les intestins, dissipent de légères crampes qui subsistent encore et accélèrent la guérison.

Quand le malade, arrivé au troisième degré, devient noir et semble en état d'asphyxie, les crampes et les vomissements ayant cessé, il convient de donner deux globules de *carbo vegetabilis*, que l'on répète tous les quarts-d'heure jusqu'à changement en mieux. Ce médicament est très efficace contre les congestions à la tête et à la poitrine.

Si la chaleur de réaction devient trop forte, on donne deux globules d'*aconit;* la rougeur de la face et l'embarras de la tête sont enlevés par deux globules de *belladone* que l'on fait succéder à l'*aconit*, à dix heures d'intervalle. La faiblesse générale qui persiste quelquefois après la guérison du choléra est combattue par deux globules de *china*, que l'on répète, s'il y a lieu, au bout de cinq à six jours.

REMÈDES DANGEREUX.

La glace peut rendre de grands services quand il y a vomissement, quand le malade est tourmenté par la soif, et qu'il est froid partout; mais donner des boissons froides quand il y a chaleur et sueur, c'est mortel... J'ai été témoin, deux fois, d'une faute de ce genre : les malades, se sentant un peu refroidis, avaient pris d'eux-mêmes plusieurs tasses de thé très chaud : une vive chaleur avec sueur s'était promptement développée : dans ce moment, sans doute par supposition du choléra, on leur avait prescrit l'*eau à la glace* : peu d'instants après, les symptômes les plus graves du choléra s'étaient manifestés.

Rien de plus pernicieux que l'emploi du *laudanum* administré sans précaution et à doses répétées pour arrêter la diarrhée. Souvent, à la vérité, ce résultat est obtenu, mais les symptômes typhoïdes et la congestion cérébrale ne tardent pas à se développer, et le cholérique meurt sans que l'homœopathie puisse lui porter aucun secours. Il faut aussi redouter les vomitifs et les purgatifs; rarement on y survit.

# Résumé pratique.

*Acide phosphorique.* — Selles liquides, blanchâtres, avec flatuosités et grand bruit dans les intestins. Secondé avantageusement par deux demi-lavements d'amidon, l'un le matin, l'autre le soir ; 2 globules en une dose, à répéter au bout de 24 h., s'il y a lieu.

*Aconit.* — Chaleur de réaction trop forte, fièvre. Trois globules dans un verre d'eau ; on donne une cuillerée par quart-d'heure jusqu'à la moitié, et le reste par demi-heure.

*Arsenic.* Embrasse les symptômes les plus graves, avec terreur de la mort exprimée à chaque instant. On donne deux globules en une demi-cuillerée d'eau.

*Belladone.*—Congestion cérébrale. 2 globules, 10 heures après l'aconit.

Camomille. —Pour coliques avec selles bilieuses : 2 globules en une dose sur la langue, à répéter, s'il y a lieu, au bout de 24 h.

*Carbo-vegetabilis.* — Congestion cérébrale , état d'asphyxie ; 2 globules de demi-heure en demi-heure.

*China.* — Faiblesse, suite de la maladie, 2 globules en une dose.

*Cuprum.* — Crampes violentes de poitrine et des membres ; 2 globules d'heure en heure.

*Ipécacuanha.* — Contre vomissement avec ou sans diarrhée, et crampes : 2 globules à répéter de cinq en cinq minutes quatre fois, de quart en quart-d'heure quatre fois, puis, en éloignant, d'une demi-heure, d'une heure, de 2 h., jusqu'à cessation des symptômes.

*Mercure soluble.* — Une seule dose de deux globules ramène les selles bilieuses et suspend la diarrhée blanche, quand elle persiste, après que les crampes ont disparu.

Sécale. — Ramène à l'état bilieux les selles qui demeurent blanchâtres après que les autres symptômes ont disparu. La dose est de 4 globules, que l'on répète trois fois à une heure d'intervalle.

Veratrum. — Après l'ipécacuanha, pour ramener l'urine supprimée. Il combat aussi les maux de tête, spasmes de poitrine et crampes. On en donne six globules dans douze cuillerées d'eau ;

une cuillerée d'eau chaque quart-d'heure quatre fois, même dose aux quatre demi-heures suivantes; le reste d'heure en heure.

L'esprit de camphre et les 12 médicaments, à la 30e dilution, se trouvent dans les pharmacies spéciales d'homœopathie.

---

L'*esprit de camphre* dont *Hahnemann*, notre illustre maître, a donné en Allemagne la formule en 1831, en révélant ses propriétés anti-cholériques, se compose d'une partie de camphre (en poids) en solution dans dix-neuf parties d'alcohol à trente-deux degrés. Ce remède spécifique guérit à lui seul huit malades sur dix, quand on l'emploie dans les deux premières heures de la maladie.

Lorsque le choléra sévit dans la localité où l'on se trouve, il ne faut jamais sortir de chez soi sans avoir un flacon d'*esprit de camphre* dans sa poche, tant pour soi-même que pour ceux qu'on peut trouver occasion de soulager ou de guérir sur son chemin.

En temps de choléra : tout malaise brusque et non motivé, comme froid, frissons, vertige, étourdissements, palpitations, oppressions, spasmes de poitrine, colique, diarrhée, envies de vomir ou vomissements, inquiétudes dans les jambes, fatigue extrême sans cause, crampes des membres plus ou moins légères; chacun de ces symptômes, dis je, isolé ou réuni à plusieurs, demande l'usage de l'*esprit de camphre*; on en verse une première fois trois gouttes dans sa main et on les recueille avec la langue, puis, mais par deux gouttes seulement, on recommence trois ou quatre fois de dix minutes en dix minutes, et les souffrances se dissipent en peu de temps. Ce résultat, si facile à obtenir, suffit le plus souvent pour empêcher le choléra de se déclarer.

Si cependant, après quelques doses d'*esprit de camphre*, il reste de la diarrhée, on la combat par deux globules d'*acide phosphorique*, quand la matière des selles ressemble à de l'eau de riz, et par même dose de *camomille* quand des flots de bile jaune ou verte sont expulsés. Ces deux médicaments peuvent être répétés au bout de vingt-quatre heures, lorsque les évacuations n'ont point cessé.

Quels que soient les symptômes d'un choléra qui débute avec violence, soit froid glacial, diarrhées sans interruption, ou vomissements intenses, il faut toujours commencer le traitement par l'esprit de camphre. Dans ces divers cas qui sont graves, on verse directement sur la langue du malade d'abord trois gouttes, puis deux gouttes de cinq en cinq minutes jusqu'à diminution des symptômes. A mesure que le mieux se manifeste on éloigne peu à peu les doses, car il ne faut pas cesser brusquement.

Quand le malade a froid, on met à son lit quatre couvertures de laine, et l'on en diminue le nombre graduellement à mesure que la chaleur revient, pour éviter une réaction trop forte qui amènerait une fièvre inflammatoire. Si cet état survenait malgré la précaution que j'indique, il faudrait bien se garder de saigner le malade ; on le guérirait facilement avec deux globules d'*aconite* placés sur le bout de sa langue et écrasés sur ses dents de devant. Il ne faut jamais avaler les globules entiers, car ils agissent beaucoup mieux quand ils sont absorbés à la surface de la langue. En cas de besoin, c'est-à-dire si une chaleur trop forte persistait, on répéterait l'*aconit* au bout de douze ou vingt-quatre heures.

Pendant les vomissements, et surtout pendant la diarrhée, la soif est souvent très vive : il ne faut pas la satisfaire ; une cuillerée d'eau glacée, si le malade a froid, et d'eau ordinaire, s'il transpire est la seule dose que l'on puisse permettre par demi-heure.

Quand on est appelé plusieurs heures après l'invasion de la maladie, il faut encore commencer le traitement par l'*esprit de camphre*, quoique son efficacité soit alors moins certaine. Au bout d'une heure de l'emploi de cette substance, si le mieux n'est point notable, il faut y renoncer, l'enlever de la chambre du malade, et après une demi-heure de la suspension des doses, passer à un autre médicament ; mais avant de donner ce nouveau remède, on renouvellera avec soin l'air de la chambre, pour chasser toutes les émanations du camphre qui empêche l'action des autres médicaments homœopathiques. S'il en était tombé sur la chemise ou sur le lit du malade, il faudrait changer le linge complétement.

Les globules les plus efficaces pour faire cesser les vomissements et les crampes avec ou sans diarrhée, sont, sans contredit, ceux d'*ipécacuanha* ; cette substance réussit aussi contre la diarrhée avec crampes sans vomissements : on met deux globules sur la langue du malade, qui les écrase comme je l'ai dit plus haut. Je n'administre pas les globules dissouts dans l'eau, pour qu'ils ne rencontrent pas dans l'estomac des fluides qui empêcheraient leur action ; il faut, je le répète, qu'ils soient absorbés dans la bouche. L'*ipécacuanha*, si les symptômes sont intenses, s'administre de cinq en cinq minutes par deux globules, quatre fois ; puis de dix en dix minutes, aussi quatre fois ; puis par quart-d'heure, demi-heure et heure s'il y a lieu.

Rarement le mal résiste à cet héroïque remède ; cependant, quelquefois, les urines n'ont point reparu, ce qui prouve que le *choléra* existe encore. Les crampes des jambes et les spasmes de poitrine persistent : c'est le moment de donner du *cuprum metallicum*, deux globules placés sur le bout de la langue que l'on répète d'heure en heure trois ou quatre fois. Après la troisième ou quatrième dose, le malade s'endort tranquillement ; à son réveil, plus de douleurs ; s'il urine librement plusieurs fois, la guérison est complète ; vingt-quatre heures au plus ont suffi pour obtenir ce résultat.

Si après l'emploi du *camphre*, tous les symptômes du mal ayant d'ailleurs disparu avec les crampes, l'urine n'avait point encore coulé, il faudrait, au lieu de *cuprum*, donner six globules de *veratrum* dans 12 cuillerées d'eau, dont un tiers par cuillerée à soupe de quart-d'heure en quart-d'heure, un tiers de demi-heure en demi-heure, le reste d'heure en heure.

Quand les symptômes morbides ont disparu, on donne au malade qui éprouve une grande faiblesse, trois cuillerées à soupe de bouillon de bœuf, sans légumes et bien dégraissé, dont on doit se munir d'avance : on répète la même quantité trois ou quatre fois dans les vingt-quatre premières heures de la guérison. Pendant le second jour, on accorde trois potages faits avec le même bouillon, de la semoule légère ou du vermicel *blanc*. Le troisième jour, le malade prendra, au matin, un potage ; à une heure après midi, une côtelette de mouton bien dégraissée avant d'être cuite. Pour boisson, du vin de Bordeaux coupé de deux tiers d'eau ; le soir, un bon potage. Le quatrième jour, il mangera comme à son ordinaire en s'abstenant toutefois de fruits, et reprendra ses occupations habituelles, en évitant seulement les refroidissements et l'excès de fatigue.

Paris. — Typographie BUREAU et Cᵉ, 14, rue Gaillon.

www.ingramcontent.com/pod-product-compliance
Ingram Content Group UK Ltd.
Pitfield, Milton Keynes, MK11 3LW, UK
UKHW020411220726
13923UKWH00004B/1873

9 782019 271916